Dr Philippe COUDEYRAS
De la Faculté de Médecine
de Paris

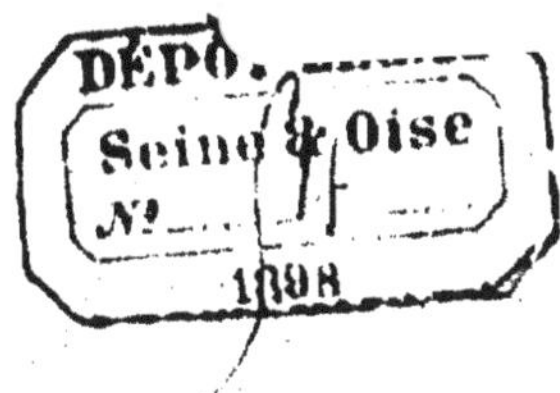

Contribution

à l'étude des formes légères

de la

Fièvre typhoïde

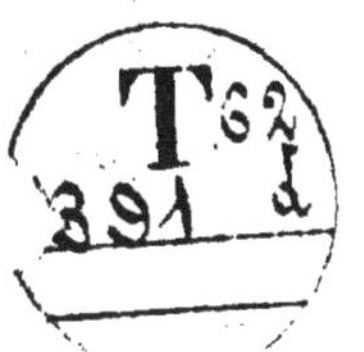

PARIS

Paul DELMAR

29, rue des Boulangers

—

1897

Dʳ Philippe COUDEYRAS

De la Faculté de Médecine
de Paris

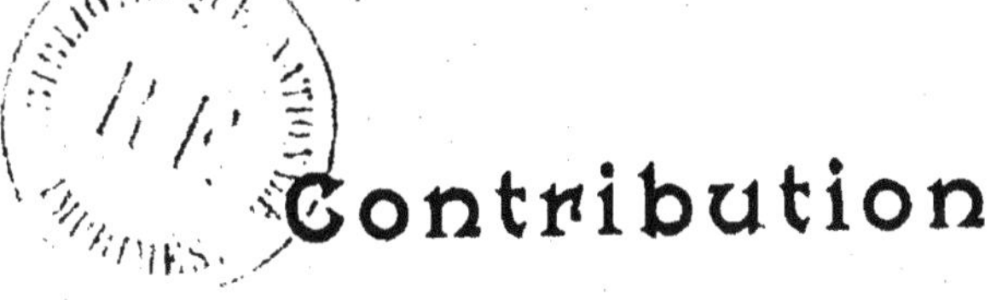

Contribution

à l'étude des formes légères

de la

Fièvre typhoïde

PARIS

Paul DELMAR

29, rue des Boulangers

—

1897

A LA MÉMOIRE DE MON PÈRE

A MA MÈRE

A MA SŒUR

A MES PARENTS

A MES AMIS

A MES MAITRES DANS LES HOPITAUX

AVANT-PROPOS

La découverte du séro-diagnostic par M. Widal a donné
un nouvel attrait à toutes les études faites sur cette impor-
tante question de la fièvre typhoïde. Ayant eu l'occasion
d'observer nous-mêmes quelques cas de fièvres typhoïdes
légères, il nous a paru intéressant de retracer la physio-
nomie particulière de ces formes de la dothiénentérie. Jusqu'à ce jour, combien de ces formes étaient méconnues,
mises sur le compte d'embarras gastriques fébriles, et
comment en aurait-il été autrement, lorsque les symptômes
et les données épidémiologiques mêmes venaient les con-
fondre? Grâce à la séro-réaction, il est désormais possible
de les distinguer, et des conséquences précieuses en dé-
coulent pour le pronostic et le traitement. La perforation
intestinale est le danger qui menace les typhiques, si légèrement atteints soient-ils, et un régime non approprié doit en
assumer souvent la responsabilité. Il est donc de la première importance, de déterminer ces formes légères entre

les autres états morbides, car ne pourrait-on pas répéter à leur sujet, que bien connaître son ennemi, c'est l'avoir à moitié vaincu.

Mais avant d'aborder notre sujet, nous tenons à exprimer notre reconnaissance à tous les maîtres qui nous ont dirigé dans nos études.

Tout d'abord que MM. les docteurs Bousquet, Dourif, Fouriaux, Pojolat, Planchard, Maurin, reçoivent tous nos remerciements pour les solides enseignements qu'ils nous ont donnés pendant notre séjour à l'école de Clermont-Ferrand. Nous adressons l'expression de toute notre reconnaissance à MM. les docteurs Tixier et Gagnon, dont nous avons été l'interne, et qui en maintes circonstances nous ont témoigné tant de bienveillance.

Nous ne saurions oublier M. le docteur Jules Simon et tous nos maîtres des hôpitaux de Paris.

Que M. le professeur Dieulafoy veuille bien accepter l'hommage de notre vive gratitude pour l'honneur qu'il nous fait en daignant présider notre thèse.

HISTORIQUE

C'est à Bretonneau et à Trousseau que nous devons la découverte de la spécificité de la fièvre typhoïde, spécificité si brillamment confirmée par les recherches de leurs continuateurs. Nombreux sont les ouvrages qui ont traité des manifestations cliniques de cette affection. Ne nous occupant que des formes légères, nous allons passer rapidement en revue les diverses publications parues sur ce sujet dans ces dernières années.

Laveran, en 1870, étudie dans les *Archives de Médecine* : La fièvre typhoïde abortive ou fébricule typhoïde; l'année suivante, Sevestre cite dans le *Bulletin de la Société anatomique* une observation de fièvre typhoïde à marche insidieuse. Surmay en 1878, dans les *Archives générales de la Médecine*, et Girou dans le *Progrès médical*, de 1880, exposent leurs recherches sur le typhus ambolatorius.

En 1880 parait la thèse de Gordon : *Étude sur le diagnostic des fièvres typhoïdes anormales et des fièvres continues simples*. Elle est inspirée de l'enseignement de Germain Sée : conférences sur les variétés cliniques de la dothiénentérie et sur les difficultés de diagnostic que le médecin rencontre parfois au début d'une affection fébrile, faites durant l'hiver 1879-1880. Les fièvres typhoïdes, dit-il, peuvent être divisées en deux grandes classes : 1° Les fièvres normales ; 2° les fièvres anormales.

Ces dernières comprennent quatre groupes : 1° les fièvres typhoïdes abortives ; 2° les insidieuses, correspondant à l'affection typhoïde latente de Louis ; 3° les rudimentaires, dont la symptomatologie est à peu de chose près semblable à celle de l'embarras gastrique fébrile ; 4° les apyrétiques.

Leur reconnaissance est difficile ; dans la plupart des cas on ne peut sortir d'embarras que si l'on considère la courbe thermique ; à défaut de celle-ci, on reconstitue l'histoire de la maladie et l'on base son diagnostic sur l'ensemble des symptômes observés.

En 1881, Raymond dans la *France médicale*, fait une étude sur le typhus ambulatorius ; M. Jaccoud dans ses *Cliniques médicales*, 1885, s'occupe de la fièvre ambulatoire, et M. Letulle, en 1886, dans sa thèse d'agrégation : *Pyrexies abortives*, délimite et étudie la forme abortive de la fièvre typhoïde.

Nous lisons, en 1891, les travaux de M. Potain sur la fièvre typhoïde sans fièvre, dans la *Tribune médicale*, et la température dans la fièvre typhoïde, dans l'*Union médicale*. L'auteur met en relief cette forme atypique si curieuse de la dothiénentérie. En 1891, Ortiz s'inspirant de ces travaux écrit sa thèse sur la *Fièvre typhoïde sans fièvre* et rapporte d'intéressantes observations.

M. Widal, en 1896, publie ses recherches sur le séro-diagnostic et la réaction agglutinante chez les typhiques. Désormais le clinicien possède un moyen infaillible de déceler l'infection éberthienne dans la plupart des cas.

Si les formes communes, si difficiles à dépister en maintes circonstances, profitent largement de cette découverte, combien plus encore les formes légères, n'ayant souvent pour critérium, que la courbe thermique et l'ensemble des symptômes observés, confondues avec les embarras gastriques fébriles, impossibles à reconnaître chez nombre de malades, sont-elles appelées à bénéficier du nouveau procédé d'expérimentation ?

M. Widal insiste sur ce fait dans sa communication au Congrès de Nancy, le 6 août 1896 et cite plusieurs cas où le diagnostic serait resté hésitant sans l'épreuve du séro-diagnostic.

Des faits analogues sont publiés par M. Lemoine (24 juillet 1896, *Société médicale des hôpitaux*), et MM. Villès et Battle (*Presse médicale*, 11 octobre 1896). Le 16 octobre 1896, à la Société médicale des hôpitaux, MM. Catrin, Widal et Sicard ajoutent de nouvelles preuves, en faveur du diagnostic des typhoïdettes par la séro-réaction.

Les médecins lyonnais rapportent de nombreuses observations à la Société nationale de médecine : citons celles de MM. Paul Courmont, Bondet, Lépine, Lannois (février 1897). A la Société médicale des hôpitaux (8 avril 1897), MM. Guinon et Meunier présentent un cas fort intéressant de fièvre typhoïde légère, associée à la tuberculose, et décelée par la séro-réaction. A cette même Société, le 21 juin, M. Gasser publie les résultats de ses expériences sur 200 cas de séro-diagnostic, et déclare qu'en maintes circonstances, le diagnostic des formes typhoïdes légères et des embarras gastriques n'a été possible que par la séro-réaction, toujours négative dans le dernier cas. M. Widal cite de nouveaux faits à l'appui, et rapporte des observations de M. O. Förster et de M. Papillon.

Au lendemain de la découverte du séro-diagnostic, M. Dieulafoy disait à l'Académie de Médecine le 7 juillet 1896 : « Nous allons savoir maintenant ce qu'il faut penser de ces fièvres tour à tour appelées fièvre synoque, fièvre gastrique, fièvre saisonnière, fièvre muqueuse, typhoïdette, autant de maladies fébriles, qui, suivant les doctrines du moment, allaient grossir ou abréger le bilan de la fièvre typhoïde..... Il est permis de supposer que nous saurons également ce qu'il faut penser du typhus ambulatorius, du typhus levissimus et du typhus abortif, qui prendront d'une façon précise leur place dans le cadre nosologique..... Nous allons savoir, enfin, s'ils sont atteints d'infection palustre à forme typhique, ou de fièvre typhoïde, nos soldats dont l'histoire a été si merveilleusement décrite, depuis Maillot, par un médecin de l'armée et de la marine.....!

Les prévisions de M. Dieulafoy se sont rapidement réalisées ; les médecins exerçant dans les pays à malaria et notamment les médecins américains, nous montrent chaque jour, par d'imposantes statistiques, tous les services que rend dans leurs régions le séro-diagnostic, pour la différenciation des fièvres continues. D'autre part, dans nos contrées, nous voyons quel parti on tire du séro-diagnostic pour la différenciation de la typhoïdette et de l'embarras gastrique fébrile.

C'est sur ce point que nous voulons insister.

ÉTUDE CLINIQUE

La fièvre typhoïde comme toutes les maladies infectieuses présente des formes graves et des formes bénignes. Comme le dit M. Chantemesse : « Le pourquoi de toutes ces formes est encore profondément obscur. Il y a la question du terrain et celle de la virulence du microbe. Les enfants résistent bien au bacille typhique, et chez eux la forme grave est la moins fréquente; d'autre part, les gens surmenés, affaiblis, contractent plus facilement la fièvre typhoïde et les plus vigoureux sont frappés par les formes sévères. La raison principale qui commande les formes de la dothiénentérie est l'état de virulence du bacille. Malheureusement sur ce point, nos connaissances sont très limitées. Le microbe d'Eberth qui fait les formes ataxiques ne produit pas sans doute les mêmes toxines que celui qui donne naissance au typhus ambulatoire, au typhus abdominal avec ictère, au typhus avec ralentissement du pouls, etc. »

Nous allons passer en revue les principales manifestations produites par la fièvre légère sur les divers appareils, en partant de la fièvre commune comme type, nous terminerons par une courte synthèse de l'évolution clinique.

Appareil digestif. — Dès les premiers jours de la maladie, le sujet perd l'appétit; il ne se sent aucun goût pour les aliments solides, et s'accomode assez bien d'un régime liquide; la langue est recouverte d'un enduit blanchâtre durant toute la durée de l'affection; on n'observe pas la langue rôtie, caractéristique de la forme grave; les gencives et les lèvres ne se couvrent pas de fuliginosités.

Le vomissement est assez fréquent surtout au début. Les symptômes abdominaux, si marqués dans la fièvre commune, sont très effacés et dans la grande majorité des cas, on ne rencontre ni la douleur dans la fosse iliaque droite, ni le météorisme, ni les gargouillements. Quant à la diarrhée, elle n'est pas toujours de règle, témoin le malade de notre observation II, dont la dothiénentérie a évolué jusqu'au bout sans que les selles aient été modifiées. Chez les enfants, il y aurait au contraire tendance à la constipation. (Observations X et XI.) Ce seraient là des faits en faveur de l'idée de Louis, qui prétendait que la longueur et l'intensité du dévoiement étaient proportionnées à la violence de l'affection.

L'hémorrhagie et la perforation intestinale sont possibles (Observation I). M. Chantemesse est d'avis que dans la fièvre ambulatoire malgré la bénignité apparente, elles sont relativement fréquentes.

Rate. — On constate presque toujours une augmentation de volume de cet organe, moins marquée toutefois que dans la forme commune.

Appareil respiratoire. — Les épistaxis se manifestent

d'une façon inconstante à la période de début; les inflammations pulmonaires légères (congestion active) ne sont pas rares.

Appareil circulatoire. — On observe peu de lésions myocardiques; cependant M. Hayem est d'avis, que dans les fièvres typhoïdes d'apparence bénigne, on peut rencontrer des manifestations cardiaques. Nous n'avons pas relevé d'artérites ni de phlébites.

Système nerveux. — Les symptômes nerveux sont ceux qui font le plus souvent défaut dans la forme légère. Sauf l'insomnie, assez fréquente au début de la maladie, et un léger abattement, on ne remarque ni le délire, ni la carphologie, et les malades ne présentent jamais cet état si typique dans la forme commune : la stupeur. Néanmoins, ils accusent pour la plupart une céphalalgie plus ou moins tenace; les vertiges sont absents, et l'organe de l'audition, sauf quelques légers bourdonnements, n'est pas touché.

Urines. — Comme dans la forme commune, la quantité d'urine diminue; l'albuminurie est rare. Nous avons remarqué un cas fort intéressant de polyurie à la période de déclin (Observation XI); la quantité d'urine qui pendant le septenaire de la période d'état oscillait entre 150 et 250 grammes, remonte brusquement à 500 grammes le jour de la chute de la courbe thermique.

Appareil locomoteur. — Les myosites, les ruptures, les suppurations musculaires, ainsi que les suppurations osseuses ou articulaires sont exceptionnelles.

Peau. — Dans la forme légère, les tâches rosées lenticulaires apparaissent généralement; elles sont plus ou moins abondantes. Nous en avons trouvé une seule chez le sujet de notre observation II, et pas du tout chez les deux enfants de nos observations X et XI; pour ces derniers, il n'y a pas lieu de s'en étonner, vu que dans le jeune âge, elles manquent dans un tiers des cas. Griesinger et Trousseau avaient soutenu l'opinion qu'il y avait un rapport entre l'abondance des taches et la gravité de l'affection: plus les taches étaient nombreuses et plus l'affection devait être bénigne; mais cette idée n'est pas reçue par tous les cliniciens.

Fièvre. — D'une façon générale la courbe thermique présente la même forme que dans la fièvre commune, sauf que cette courbe est moins élevée. Dans le premier septénaire on observe une élévation progressive de la température avec rémission matinale, mais elle atteint rarement 40°. Le stade de fastigium ou des oscillations stationnaires se manifeste durant le deuxième septénaire, la courbe oscille également au-dessous de 40° et souvent même de 39°. Puis généralement vers la fin du troisième septénaire survient la phase de déclin: la température regagne la normale.

Synthèse clinique. — La période prodromique est variable comme durée; on note un malaise général, de la lassitude, quelquefois des épistaxis et une légère congestion pulmonaire. Pendant la période de début, la température s'élève progressivement à 38°, 39°, rarement à 40°. Les symptômes digestifs sont manifestes: langue blanche, inappétence, diarrhée légère, quelquefois abondante ou nulle. Les malades dorment mal, mais conservent toute leur lucidité d'esprit, et répondent très bien aux questions qu'on leur pose.

Au commencement du deuxième septénaire (période d'état), les taches rosées apparaissent, la courbe thermique se maintient à la même hauteur, l'état général reste bon, lorsque du 15e au 20e jour se produit la défervescence, lente ou quelquefois brusque. Les malades entrent en convalescence et regagnent leurs forces avec une certaine lenteur. Ils peuvent présenter une rechute.

Telle est la description qui s'applique au cas général des fièvres typhoïdes légères, mais à côté, on a relevé plusieurs types qui se distinguent par des particularités dans leur évolution ou leur durée:

Le typhus ambulatorius, ainsi nommé parce que les sujets se sentent si peu malades qu'ils continuent à marcher.

La fièvre typhoïde abortive, que Griesinger avait appelé typhus levissimus, en faisant remarquer toutefois que ce mot levissimus devait s'appliquer non à l'extrême bénignité des symptômes, mais à la courte durée de la maladie. Dans cette forme, on observe tous les symptômes de la forme légère ou même d'assez notable intensité lorsque du septième au quatorzième jour, comme le dit M. Jaccoud, « la maladie tourne court, se comportant à l'égard du typhus abdominal comme la varioloïde à l'égard de la variole ».

La fièvre muqueuse, dans laquelle les membranes muqueuses semblaient tout particulièrement frappées, et dont l'appellation s'est conservée dans le vulgaire, pour désigner une fièvre typhoïde légère.

La dothiénentérie apyrétique, qui parcourt toute son évolution sans élévation de température, et même dans certains cas exceptionnels, il peut arriver que la température présente une marche inverse de celle qu'elle suit dans les cas ordinaires, de sorte que sur la feuille de température, le tracé semble renversé. On a expliqué cette apyrexie ou l'hypothénine par une prédominance des substances hypothénisantes sur les substances pyrétogènes dans les produits secrétés par le bacille d'Eberth; la perméabilité plus ou moins imparfaite du rein prédispose sans doute à l'apyrexie.

Nous avons observé ce cas chez le sujet de notre observation II.

Nous signalerons encore le cas où typhoïdette et embarras gastrique fébrile sont impossibles à distinguer autrement que par le séro-diagnostic, la forme fruste dont nous rapportons l'observation de M. Boudet et même des infections éberthiennes dont le sujet lui-même ne s'aperçoit pas.

Nous terminerons par une brève considération sur la forme légère de l'enfant, qui présente quelques points particuliers et que M. Marfan caractérise ainsi (*Traité des maladies de l'enfance*, t. I) :

« La forme légère est remarquable par sa courte durée, et par le contrast qui existe, habituellement entre l'hyperthermie et le calme du système nerveux. Malgré l'hyperthermie, l'enfant répond bien aux questions qu'on lui pose ; il s'assœit facilement sur son lit, il demande à satisfaire ses besoins. Il est simplement un peu abattu, et il a parfois une légère agitation nocturne. La langue est humide, la diarrhée à peine marquée ou absente; le météorisme fait défaut. La fièvre commence à décroître vers le quinzième jour et l'apyrexie est souvent complète avant le vingt et unième jour. Il est fréquent d'observer chez l'enfant des formes abortives qui durent huit à dix jours.

Tantôt le tracé thermique de la forme bénigne ne diffère pas de celui qu'on observe dans la fièvre typhoïde de l'adulte, tantôt il offre une particularité remarquable: la chute matinale de la fièvre est très marquée, la différence de température du matin et du soir est de 1° 5 ou de 2°, la température du matin descend parfois, surtout au début et à la fin jusqu'à la normale. C'est ce qui explique qu'avant les travaux fondamentaux de Taupin et de Rilliet sur la fièvre typhoïde des enfants, cette forme ait été parfois décrite sous le nom de *fièvre rémittente infantile*.

Le pronostic de celle-ci est bénin. La convalescence est courte et sans incidents. Cependant, les rechutes sont encore assez fréquentes, plus fréquentes même dans la forme légère que dans la forme grave. Les complications intestinales sont rares dans la fièvre typhoïde de la deuxième enfance. Les hémorrhagies et la perforation intestinale ne s'observent presque jamais. »

DIAGNOSTIC

Dans la première partie nous allons passer en revue les diverses affections qui peuvent en imposer sous quelque rapport pour une forme légère de la fièvre thyphoïde, chez l'enfant et chez l'adulte; dans la deuxième nous examinerons comment la séro-réaction a pu déceler l'infection éberthienne dans les cas dont la nature intime notamment dans les embarras gastriques fébriles.

Nous dirons tout d'abord, qu'il faut éliminer de notre diagnostic les états à haute température et à signes généraux très accusés, qui pourraient être confondus avec la fièvre d'intensité moyenne, mais pour lesquels il n'est pas possible de songer à une forme légère. Tels sont : l'endocardite infectieuse, l'ostéomyélite des adolescents, la méningite cérébro-spinale, les grippes à formes graves, la tuberculisation aiguë avec haute température.

Chez le nourrisson, les principaux cas qui peuvent prêter à confusion sont les diarrhées fébriles simples et les accidents méningitiques. Pour les diarrhées fébriles simples M. Marfan nous donne les éléments de diagnostic suivants :

« Les diarrhées fébriles simples se distingueront de lafièvre typhoïde par le nombre beaucoup plus grand des évacuations et les caractères de celles-ci. Dans la fièvre typhoïde, les matières sont constituées habituellement par une purée jaune d'ocre. Cependant par moment elles peuvent être vertes. L'état de la langue n'apporte aucun aide au diagnostic, car dans toutes les gastro-entérites un peu sérieuses, et même dans toutes les scepticémies des nourrissons, la langue est rouge et dépouillée au bord et à la pointe. »

Quant à la méningite, nous savons que la fièvre typhoïde du nourrisson se complique habituellement de troubles méningitiques légers; M. Marfan dit que des phénomènes méningitiques avec diarrhée très légère (trois à quatre selles par jour) et un peu de ballonnement du ventre devront faire penser à la fièvre thyphoïde. Mais on peut prendre des manifestations méningitiques pour de la tuberculose; dans cette seconde hypothèse, il faudra rechercher les paralysies oculaires, la constipation, la rétroaction du ventre qui manquent dans la fièvre typhoïde.

Néanmoins la clinique reste souvent impuissante à trancher la question; c'est alors qu'il faut avoir recours au séro-diagnostic.

Dans la deuxième enfance, la fièvre typhoïde est beaucoup plus fréquente que chez le nourrisson; à cet âge, plusieurs affections peuvent être prises pour une fièvre légère.

Citons d'abord le début de la méningite tuberculeuse. Plus tard, quand la maladie est confirmée, les difficultés sont moindres: le cri hydrencéphalique, la torpeur dans laquelle est plongé le petit malade, l'anesthésie, la rétraction du ventre, les troubles oculaires et enfin la paralysie sont de bons signes en faveur de la méningite; mais le médecin est souvent consulté alors que ces symptômes ne sont pas évidents, et il importe cependant de porter un pronostic: fatal pour la méningite, souvent bénin pour la typhoïde. Les prodromes peuvent avoir été semblables dans les deux cas: depuis quelque temps l'enfant était triste, mal en train, ne jouait plus avec plaisir, allait difficilement à la selle; en ce moment, il souffre de céphalalgie, sa température atteint 39° le soir, il vomit ses aliments et se trouve constipé.

Sur quoi se baser pour poser un diagnostic? La clinique nous apprend que dans la méningite tuberculeuse la période prodomique est plus longue que dans la dothiénenterie, que durant cette période l'enfant a pu présenter quelques accès fébriles et des troubles visuels. L'examen attentif des mouvements respiratoires nous revèlera que ceux-ci sont irréguliers, et que le diaphragme ne suit pas ces mouvements; les vomissements se font comme une sorte de régurgitation; le pouls est irrégulier comme la respiration et inégal; quant à la courbe thermique, elle ne présente rien de régulier dans son graphique, elle oscille plusieurs fois dans la même journée. Mais chacun sait combien ces différences sont difficiles à interpréter, et à quel point l'erreur est facile. Eh bien, nous possédons aujourd'hui dans le séro-diagnostic un moyen qui nous permet de lever le doute. M. Couture nous expose dans sa thèse les recherches personnelles qu'il a faites à ce sujet. Dans les trois cas (observations, XVI, XVII, XVIII) de méningite tuberculeuse où le séro-diagnostic a été tenté, il a toujours été négatif, et M. Couture conclut que dès le sixième ou septième jour la séro-réaction peut éclairer d'une façon presque certaine le diagnostic.

Une fièvre intermittente peut également en imposer pour une fièvre légère. En effet nous avons vu au chapitre précédent que la température dans la forme bénigne de l'enfant, affectait un type tel qu'on avait décrit une fièvre rémittente infantile. Or, dans les pays chauds (Algérie, Sénégal, Indes, etc.) et même dans le sud de la France, en Italie, il existe une forme de rémittente palustre qui frappe fréquemment les enfants, et dont la description se confond avec la fièvre rémittente infantile. Le séro-diagnostic est venu trancher la difficulté. Il est négatif avec le sérum d'un paludéen. MM. Villès et Battle ont exposé les recherches qu'ils ont faites sur ce sujet dans la *Presse Médicale*, n° 84-1896. Ils ont examiné le sérum de plusieurs soldats revenant de Madagascar où ils avaient été atteints de fièvre paludéenne, le séro-diagnostic a été négatif, sauf chez un, qui avait éprouvé des accès fébriles plus accentués que ses camarades. Dans ce dernier cas, le bacille typhique avait pu être en cause. Dans ces derniers temps, M. Dupasquier, de la Nouvelle-Orléans, a également montré les services rendus par la méthode pour la distinction souvent si difficile des fièvres continues de la Louisiane.

Nous mentionnerons la grippe, qui, chez l'enfant comme chez l'adulte revêt un caractère qui la rapproche parfois sensiblement d'une typhoïdette: malaise général, céphalalgie, lassitude, perte de l'appétit, état saburral des voies digestives, élévation de température. On établit cliniquement des différences basées : sur le mode de début qui est généralement brusque dans la grippe, précédé d'une période prodromique dans la dothiénentérie; sur la courbe thermique qui, dans la grippe, atteint brusquement son fastigium, s'y maintient pendant quelques jours, avec une légère rémission matinale et brusquement disparait vers le quatrième ou cinquième jour. La difficulté est plus grande si la grippe présente quelques complications pulmonaires ou autres, la fièvre se prolonge et le malade peut être plus facilement encore pris pour un typhique. Dans ces cas si embarrassants, M. Potain avait indiqué deux signes distinctifs : le dicrotisme très accentué du pouls, avec une grande baisse de la pression artérielle, et l'hypertrophie de la rate. Si on les constatait chez un malade, il y avait lieu de conclure à une fièvre typhoïde. Aujourd'hui, nous pensons que dans tous les cas douteux, on doit procéder à l'épreuve du séro-diagnostic.

Au sujet de la tuberculose nous rapporterons que MM. Landouzy, Kiener et Jeannel ont décrit sous le nom de fièvre prégranulomateuse, des fièvres tuberculeuses qui simulent à s'y méprendre, la typhoïdette. La fièvre bacillaire tient toute la scène pathologique, elle ne s'accompagne ni de toux, ni d'oppression, ni de lésions pulmonaires appréciables, ces malades étant plutôt aux prises avec la tuberculine qu'avec les localisations tuberculeuses. A cette période, il est extrêmement difficile de dépister la tuberculose; si les malades présentent plus tard des accidents tuberculeux avérés, on peut, au cas où le diagnostic de typhoïdette aurait été posé, être averti de son erreur, mais ces pseudo-typhiques guérissent quelquefois et la véritable nature de l'affection aura échappé au médecin. C'est encore un des cas où la séro-réaction peut faire merveille et à ce propos, il nous semble intéressant de relater la communication faite par MM. Guinon et Meunier, à la Société médicale des hôpitaux le 2 avril 1897. C'est un cas d'infection typhoïde légère découverte chez un malade atteint de tuberculose aiguë : « Un jeune garçon de huit ans, rentre à l'hôpital des Enfants-Assistés le 24 décembre 1896. On pose le diagnostic de tuberculose. Six jours après son entrée, commence à se dessiner une courbe thermique qui atteint bientôt 40° et s'y maintient pendant une dizaine de jours.

« Pendant ce temps, il se fait une poussée pulmonaire, la rate et le foie s'hypertrophient, mais le tube digestif reste sain. Le 9 janvier, apparition de taches rosées ; la courbe thermique descend au-dessous de 38°. Frappé par la forme cyclique de la courbe, on se demande si on n'a pas méconnu une fièvre typhoïde ; à cet effet on tente la séro-réaction qui est franchement positive. On conclut à un pneumo-typhus qui a simulé une phtisie aiguë. Les jours suivants la température reprend et l'on émet l'idée d'une rechute, lorsque l'enfant d'une faiblesse extrême meurt le 22 janvier. Donc en cette occurence, une dothiénenterie peu grave, puisqu'à aucun moment la température n'a été très élevée, ni le système nerveux troublé, a pu être révélée au milieu de l'infection tuberculeuse par la séro-réaction. »

MM. Guinon et Meunier font suivre leur observation de ces réflexions : « L'association des deux infections était bien réelle, le séro-diagnostic n'était pas en défaut. Mais quels risques n'a-t-il pas couru dans cette circonstance? De combien peu s'en est-il fallu que la légimité de la méthode agglutinante fût compromise par des faits bien observés en apparence? Noyée dans l'évolution plus tapageuse de la tuberculose aiguë, éteinte pour ainsi dire au moment de la mort, la fièvre typhoïde a failli nous échapper ; l'examen nécropsique lui-même ne nous a fourni aucun argument en sa faveur. Bien plus, la pauvreté de nos cultures éberthiennes extraites de la rate nous a prouvé que le bacille typhique était en voie de disparition ; que, quelques jours plus tard, il se fût sans doute dérobé complètement, à nos investigations bactériologiques : nous ne trouvions plus dès lors que la seule *granulie*, le tubercule partout, le bacille de Koch dans tous les organes. Et de bonne foi vraiment, nous aurions ajouté notre observation aux quelques faits, très rares (peut-être analogues), dans lesquels la réaction agglutinante a été observée au cours de la granulie! »

Nous signalons encore l'observation rapportée par M. Catrin, dans sa communication à la Société médicale des hôpitaux (16 octobre 1896), qui prouve que la séro-réaction a permis de distinguer une de ces fièvres tuberculeuses, signalées par les médecins de l'armée, et qu'on confond souvent avec la dothiénentérie ou même l'embarras gastrique. Cet homme avait tous les symptômes de la dothiénentérie moins la diarrhée et les tâches rosées ; mais la séro-réaction fut négative, et on découvrit une lésion du sommet gauche, qui rendait compte du cycle fébrile.

Mais où le diagnostic des fièvres typhoïdes légères devenait d'une difficulté insurmontable, c'est au sujet des états gastriques. Les tenues de fièvres synoque, embarras gastrique fébrile, résumaient cet ensemble si mal défini de symptômes, où l'on ne savait nullement quelle part faire aux infections éberthiennes et à celles qui ne l'étaient pas. M. Kiener (*Bulletin de la Société médicale des hôpitaux*, 1885), et M. Chantemesse (*Semaine médicale*, 1889), avaient d'ailleurs conclu à l'identité de l'embarras gastrique et de la fièvre typhoïde atténuée. Ils s'appuyaient sur les ressemblances cliniques des deux affections, et sur les données épidémiologiques, qui démontrent que leur présence simultanée se rencontre souvent dans les quartiers auxquels on vient de distribuer de l'eau de Seine.

Voici les éléments de diagnostic donnés par M. Jules Renault (Article *Embarras gastrique du Manuel de Médecine*, de MM. Debove et Achard) : « L'embarras gastrique est souvent difficile à différencier de la fièvre typhoïde. La brusquerie habituelle du début, l'élévation rapide de la température, qui dépasse souvent 40°, dès le deuxième ou troisième jour, les rémittences matinales très prononcées, la rareté des vertiges, des épistaxis, la teinte rouge uratique et non brune de l'urine, sont autant de signes qui permettent de faire le diagnostic d'embarras gastrique ; mais dans bien des cas, il faut attendre le second septénaire : seulement alors l'absence de catarrhe bronchique et de taches rosées lenticulaires, permet de rejeter l'idée d'une fièvre typhoïde. »

Eh bien, aujourd'hui, nous n'hésitons pas à affirmer que nous avons un moyen de distinction entre l'embarras gastrique et l'infection typhoïde : c'est le séro-diagnostic. Voyons plutôt les faits :

Le 21 juillet 1896, à la Société médicale des hôpitaux, M. Lemoine rapportait : « J'ai été à même d'étudier, il y a quelques jours, une petite épidémie de typhoïdette et d'embarras gastrique. L'épreuve du séro-diagnostic me fut, dans ces circonstances, d'une utilité incontestable. Ce sont : 1° Trois malades atteints de typhoïdette et chez lesquels la clinique et le séro-diagnostic permirent d'affirmer l'infection éberthienne; 2° Sept malades atteints d'embarras gastrique fébrile.

Parmi ces derniers, un seul simula par quelques symptômes une dothiénentérie légère; chez lui l'épreuve du séro-diagnostic fut affirmative, et de fait, une convalescence longue et pénible montra que le bacille d'Eberth, était réellement la cause de cette pyrexie. Les six autres cas se comportèrent et évoluèrent comme de simples embarras gastriques, et l'épreuve du séro-diagnostic fut négative. Voilà donc des malades chez qui le séro-diagnostic confirmant les résultats de l'examen clinique, permet de spécifier nettement de quelle infection il s'agissait, et quel était l'agent pathogène. »

Nous lisons d'autre part, dans la communication faite au Congrès de Nancy, le 6 août 1896, par M. Widal : « La réaction agglutinante peut se constater avec le sérum de gens atteints, même de forme légère de la maladie. M. Lemoine l'a constaté dans quatre cas de typhoïdettes, et chez ses malades, la clinique est venue confirmer les indications du séro-diagnostic. Chez un malade atteint de symptômes atténués et dont le diagnostic était hésitant, M. Courmont a constaté une réaction atténuée et retardée. J'ai déjà rapporté un cas de fièvre typhoïde à symptômes atténués avec séro-diagnostic positif. J'ai eu l'occasion d'observer depuis, deux nouveaux faits semblables. L'un a trait à un malade, arrivé à l'hôpital tout-à-fait à la fin d'une affection fébrile légère, qui n'avait duré que quelques jours ; son sérum donnait la réaction agglutinante légère, mais nette. L'autre se rapporte à un malade qui fait en ce moment sa convalescence dans mon service. Cet homme n'a jamais eu ni taches, ni diarrhée. Sa température a oscillé constamment entre 37°5 et 38°8, pour atteindre deux fois seulement 39° le soir ; la défervescence s'est faite après quatorze jours de lit. En présence d'un cas semblable, le diagnostic serait toujours resté hésitant, même après la défervescence, entre une typhoïdette et un embarras gastrique fébrile ; l'examen du sérum a permis, le jour même de l'entrée, d'affirmer une dothiénentérie. Le séro-diagnostic pourra donc, sans doute, nous aider à classer nosologiquement ces fébricules, dont la nature est si souvent difficile à déterminer en clinique. »

Nous rapportons de M. Catrin plusieurs observations très probantes de fièvres légères décelées par la séro-réaction et nettement séparées de l'embarras gastrique. Chez un malade notamment, les deux affections se succédèrent : d'abord embarras gastrique, puis typhoïdette. Dans la première la séro-réaction fut négative; dans la deuxième, positive. Enfin dans le mémoire de M. Gasser (200 cas de séro-diagnostic), cet auteur expose que sur 200 cas, 80 furent négatifs, et les malades qui nous ont donné cette réaction négative étaient atteints d'embarras gastrique, de continue palustre, de granulie ou de tuberculose à évolution subaiguë. Chez les individus atteints d'embarras gastrique, la fièvre déclinait promptement, et la convalescence s'établissait sans cette faiblesse générale ni cette lenteur qui accompagne les fièvres typhoïdes, même les plus légères.

Dans un deuxième ordre de faits, la séro-réaction nous permet de dépister des formes légères et méconnues de la dothiénentérie.

Telle l'observation de M. le professeur Boudet, de Lyon, rapportée à la fin de notre travail, et qui peut se résumer ainsi :

Une femme, pour laquelle on songe à une dothiénentérie parce qu'elle s'est beaucoup fatiguée à soigner ses trois enfants, atteints de fièvre typhoïde ; elle n'a eu qu'un peu de céphalalgie et quelques symptômes généraux, et n'a cessé de se surmener. Malgré l'apyrexie complète et l'absence de signes classiques, on fait trois fois le séro-diagnostic, qui est constamment très positif. En raison des signes stéthoscopiques, on ne croit alors qu'à une péricardite à bacille d'Eberth ; au bout de six jours, on permet à la malade de manger ; elle est prise le soir même de péritonite par perforation. A l'autopsie, on constate des ulcérations intestinales typiques.

Cette observation offre le plus grand intérêt à cause de la mise en évidence par le séro-diagnostic d'une fièvre typhoïde dans laquelle les fièvres et presque tous les symptômes de dothiénentérie manquaient. « En effet, dit l'auteur, nous avions là une variété insolite de fièvre typhoïde, distincte même de la variété apyrétique, dans laquelle tout état général et local, y compris les taches rosées, évolue comme dans la fièvre ordinaire. Chez notre malade, rien de semblable, au début un peu de céphalalgie, deux jours de diarrhée après l'administration d'un purgatif, de l'anorexie, de la soif et c'est tout. » M. Boudet conclut par ces lignes : « Cette forme spéciale me paraît présenter la plus grande analogie avec les formes frustes de la scarlatine, si bien décrite par Trousseau. De même qu'il y a des scarlatines frustes, il faut admettre des formes frustes de dothiénentérie. Grâce au séro-diagnostic de Widal, j'ai la conviction que des faits analogues à celui que je viens de vous présenter ne tarderont pas à se produire. »

Dans un troisième ordre d'idées, la séro-réaction permet dans quelques cas de retrouver des infections éberthiennes qui avaient passé inaperçues.

Nous savons en effet que dans les premières semaines, ou dans les premiers mois de la convalescence, la réaction agglutinante chez l'homme s'atténue le plus souvent et dans quelques cas disparaît même complètement, mais chez nombre de malades, le phénomène persiste pendant les premiers mois qui suivent la défervescence. Et ce phénomène se produit non seulement dans les fièvres typhoïdes avérées, mais encore dans les fièvres légères, au point de n'être pas soupçonnées.

Nous n'en voulons pour preuve que l'observation de M. O. Förster, rapportée par M. Widal à la Société médicale des hôpitaux : Au cours d'une épidémie familiale, le séro-diagnostic a permis à M. O. Förster de déceler l'influence typhique chez un sujet resté en apparence bien portant, mais dont le père, la mère et les cinq frères ou sœurs étaient atteints de fièvre typhoïde. Toute la famille vivait ensemble, dans le même réduit, soumise à la même hygiène déplorable. Tel encore le cas rapporté par M. Gasser à la même Société, d'un pneumonique à réaction positive qui, peu de temps auparavant, avait été pris d'une diarrhée assez forte, qui peut très plausiblement être prise pour une manifestation éberthienne.

Si un malade semblable rentre à l'hôpital pour une affection quelconque et que l'on tente la séro-réaction, elle sera positive. Au premier abord, on pourra soupçonner une anomalie dans la séro-réaction. Il peut n'en être rien ; ce sera l'indice que le malade à un moment donné a été en puissance d'infection par le bacille d'Eberth. C'est à ce propos que M. Widal a dit au congrès de Moscou : « Le séro-diagnostic nous oblige à fouiller avec soin l'anamnèse des malades. Il ne faut pas seulement rechercher dans leur souvenir ou dans celui de leur entourage une fièvre typhoïde avérée, mais aussi la fièvre dite muqueuse et l'embarras gastique fébrile. Une infection fruste ayant évolué anciennement peut en effet, par exception, avoir laissé le sang agglutinatif. »

PRONOSTIC

Le pronostic est bénin, la convalescence est un peu traînante, les rechutes assez fréquentes chez les enfants, mais en règle générale le malade peut reprendre rapidement ses occupations. Cependant la fièvre typhoïde légère n'est pas complètement à l'abri des complications : « Comme le disent MM. Brouardel et Thoinot, à un moment donné peut éclater un accident nouveau et subit qui fixe à la fois le diagnostic et le pronostic (Jaccoud). Cet accident peut être une péritonite sans perforation, une pneumonie, une endocardite, une hémorrhagie cérébrale, mais il est avant tout une hémorrhagie ou une perforation intestinale. « La perforation intestinale est à la fois le plus traître et le plus commun des accidents révélateurs de la fièvre typhoïde ambulatoire. »

A ce propos, Louis dans son travail avait rapporté l'observation saisissante qui suit : Un malade, âgé de 25 ans, vient à pied à la Charité, au 18e jour d'une maladie caractérisée par les symptômes les plus légers ; au 23e jour il est pris d'une perforation intestinale qui l'emporte en 24 heures. Le malade durant les cinq derniers jours de son séjour à la Charité se promenait journellement au jardin.

Tel encore le cas de M. Boudet (Observation I) où la malade meurt de péritonite par perforation après un écart de régime dans un cas de fièvre typhoïde légère, et celui de M. Catrin (observation II) où un homme atteint de fièvre légère présente de l'hématurie à la fin du 3e septénaire.

Il faut donc toujours faire des réserves sur l'avenir des malades atteints de fièvres en apparence les plus bénignes.

Reste la question du séro-pronostic posée par M. Paul Courmont. Nous ne pouvons mieux faire que de répéter ce que disent MM. Widal et Sicard dans leur étude sur le séro-diagnostic et sur la réaction agglutinante chez les typhiques. (Annales de l'Institut Pasteur, mai 1897); au chapitre de la Mensuration du pouvoir agglutinatif. « Le simple examen de ces quelques observations nous montre que si comme l'a montré le premier M. Paul Courmont, un taux agglutinatif peu élevé s'observe souvent dans les formes légères, la gravité d'une fièvre typhoïde est loin d'être toujours en rapport avec l'intensité du pouvoir agglutinatif. Il suffit pour s'en convaincre, de jeter un coup d'œil sur les courbes de nos observations. L'intensité du pouvoir agglutinatif mesuré dès les premiers jours ne saurait renseigner sur l'évolution ultérieure de la maladie ».

D'autre part, nous lisons dans le travail de M. Gasser, 200 cas de séro-diagnostic : « Il ne nous a pas paru que l'intensité de la réaction fut étroitement en rapport avec la gravité de la maladie. C'est ainsi que dans trois cas de fièvre typhoïde adynamique qui se terminèrent par la mort, la réaction fut faible. Par contre, c'est avec le sérum d'un de nos malades le plus légèrement atteint que nous pûmes montrer la réaction agglutinante la plus intense que nous ayons observée.

Dans sa thèse récente, M. Paul Courmont vient de rapporter une série de courbes de pouvoir agglutinatif, dont l'allure est identique à celles rapportées précédemment par MM. Widal et Sicard.

Jusqu'à présent, le clinicien ne saurait poser un pronostic avec sûreté d'après l'étude de la séro-réaction.

TRAITEMENT

Voici le traitement qui s'applique aux formes légères de la fièvre typhoïde :

Dès les premiers symptômes, le malade gardera le repos au lit et sera soumis au régime lacté, deux ou trois litres par vingt-quatre heures. Le lait comporte de nombreux avantages, il est bien accepté par le malade, dont l'appétit est assez diminué pour ne pas prendre volontiers les aliments solides, sa richesse nutritive est considérable, sa digestion est facile, ce qui permet de mettre dans un repos relatif le tube digestif en puissance d'infection, enfin sa haute valeur diurétique provoque d'abondantes émissions d'urines et débarrasse l'économie de toxines que le bacille d'Eberth y fabrique. Nous considérons le régime lacté comme une des bases de la médication, on ne le remplacerait par des bouillons de viande ou de légumes, des œufs, qu'au cas où il y aurait impossibilité absolue pour le malade de le supporter.

Si le malade est constipé, on lui administre une légère purgation, que l'on renouvelle si besoin est pendant la durée de la maladie pour permettre une évacuation facile des produits bacillaires.

Nous recommandons l'antisepsie intestinale sous la forme de cachets comprenant, par exemple, 10 centigrammes de naphtol, et 20 centigrammes de benzo-naphtol, 6 à 10 par jour à deux heures d'intervalle.

La balnéation est indiquée. Matin et soir, le malade sera plongé dans un bain tiède à environ 30° centigrades où il séjournera dix minutes. Si la courbe thermique s'accentuait, on pourrait abaisser la température du bain à 25° et même à 20°. La balnéation si utile dans la fièvre typhoïde d'intensité moyenne sera certainement profitable dans la forme légère : elle favorisera l'évolution bénigne.

Au moment de la convalescence, on reprendra progressivement l'alimentation, en n'oubliant pas que les rechutes et surtout la perforation intestinale reconnaissent quelquefois pour cause une faute de régime.

On pourra faire prendre aux malades, pour hâter la convalescence, des préparations arsenicales, de la kola, etc.

OBSERVATIONS

OBSERVATION I

Empruntée à la communication faite à la Société nationale de médecine de Lyon. (Séance du 1ᵉʳ février 1897). In Lyon Médical du 14 février 1897.

OBSERVATION RÉSUMÉE

Le 22 décembre 1896, entrait dans la salle Bénédict Tessier, une femme âgée de 45 ans. Rien à noter dans ses antécédents héréditaires. Comme antécédents personnels, elle a eu la rougeole et la scarlatine. Son fils et deux de ses filles sont actuellement en traitement à l'hôpital, atteints de fièvre typhoïde. Tous trois ont ressenti les premiers symptômes de la maladie vers le 8 décembre. A partir de cette époque, notre malade a dû subir un surcroît de fatigue, aussi est-ce à cette cause qu'elle attribue son affection actuelle. Elle dit cependant que vers le 9 décembre, elle éprouva elle aussi, un malaise général, un peu de céphalalgie et un léger mouvement fébrile. Elle n'y prit pas garde à cause de ses multiples occupations qui l'obligeaient à monter et à descendre, à chaque instant de la journée, un escalier étroit qui conduisait à la chambre de ses enfants malades. Presque chaque jour, à partir du 15 décembre, elle venait les voir à l'Hôtel-Dieu jusqu'à ce que, la fatigue augmentant, elle se décida à entrer à son tour à l'hôpital, le 22 décembre 1890.

A ce moment, elle ne se plaint plus de son mal de tête, n'a jamais eu d'épistaxis, pas de frissons, ni troubles nerveux, ni rêvasseries, pas de délire, seulement de l'insomnie. Du côté du tube digestif : la langue est étalée et humide ; il y a de l'anorexie et une soif assez vive. Pendant deux jours, il y a eu à la suite d'un purgatif, une légère diarrhée. Il existe à la pression abdominale une légère douleur péri-ombilicale, non dans la fosse iliaque droite, pas d'empâtement, la pression ne provoque ni douleurs, ni gargouillements.

Au poumon. — Percussion normale ; à l'auscultation quelques râles muqueux en arrière à la partie moyenne et aux bases.

Au cœur. — Roulement présystolique à la pointe avec exagération du claquement sigmoïdien à la base, et en plus dans la région méso-cardiaque, un bruit de va et vient qui s'éteint sur place, se modifie avec la respiration, augmentant à la fin de l'expiration, de même que par une pression un peu forte sur la région cardiaque.

Pouls petit ; 90 pulsations à la minute.

Les phénomènes généraux sont peu accusés, pas de taches rosées sur la paroi abdominale ; la température est de 38° 1. Léger œdème péri-malléolaire. Les urines chargées d'urate ne contiennent pas d'albumine, la rate est normale.

En présence de ces symptômes et des signes fournis par l'examen du cœur, on diagnostique avec un rétrécissement mitral un peu de péricardite de la base.

Pendant les jours suivants du 22 au 27 décembre, la température reste stationnaire, oscillant constamment de 37° 2 à 37° 8 sans aucun symptôme à noter.

Malgré cette apyrexie complète, comme la malade vient de soigner ses trois enfants typhiques, on fait un séro-diagnostic et à notre grand étonnement il est positif. Renouvelé trois fois par deux observateurs différents, il reste toujours positif.

Cette malade a-t-elle véritablement une fièvre typhoïde, ou s'agit-il seulement, étant donnés les frottements de la région précordiale, d'une péricardite d'origine éberthienne.

Telle est la question que nous nous posons faute d'éléments cliniques suffisants pour affirmer l'existence de la dothiénentérie; la malade qui jusqu'à ce jour, 28 décembre, n'a encore pris que du lait et des bouillons nous demande à manger. Les jours suivants la température s'élève, les vomissements apparaissent, le ventre se ballonne, et il est douloureux à la pression.

En présence de symptômes péritonéaux brusquement développés chez une malade dont le séro-diagnostic avait toujours été positif, nous nous demandons, poursuivant l'hypothèse faite au sujet de la péricardite, s'il s'agit d'une péritonite d'origine éberthienne ou d'une péritonite par perforation intestinale. A partir du 6 janvier, la température oscille autour de 38°, mais le pouls reste à 130 ou 140. La malade meurt le 14 janvier.

Autopsie. — A l'ouverture de la cavité abdominale on voit s'écouler une quantité abondante de liquide purulent. L'intestin ayant été enlevé et ouvert, en suivant le bord mésentérique, on constate sur 80 centimètres environ de parcours de l'iléon, à partir de la valvule iléo-cæcale, une série d'ulcérations intestinales au nombre de 12 à 14 environ. L'ulcération qui a donné lieu à la perforation, siège très haut sur l'iléon; elle est lenticulaire, et s'ouvre par un très petit pertuis à la surface de la séreuse, recouverte à ce niveau d'exsudat.

Le cœur n'est pas hypertrophié; sur la face antérieure du ventricule droit existe une plaque laiteuse de la dimension d'une pièce de 2 francs. A l'orifice mitral, rétrécissement assez serré.

Ce qui fait l'intérêt de cette observation, c'est la mise en évidence d'une fièvre typhoïde dans laquelle avec la fièvre, la plupart des symptômes de cette maladie ont fait défaut. Cette malade en effet chez laquelle le séro-diagnostic n'avait été fait que parce qu'elle sortait d'un milieu dans lequel 3 personnes sur 5 venaient de prendre la fièvre typhoïde, a été suivie et examinée chaque jour avec le plus grand soin, et jamais chez elle indépendamment de l'état apyrétique, nous n'avons pu rencontrer les symptômes de la dothiénentérie.

OBSERVATION II (*Personnelle*)

Ca. P..., âgé de 17 ans, monteur en bronze, entre à l'hôpital Necker, salle Vernois, le 1er juillet 1897, au matin.

Antécédents héréditaires. — Père et mère, huit frères ou sœurs en bonne santé.

Antécédents personnels. — Deux fluxions de poitrine ? l'une à 10 ans, l'autre à 12 ans. Jamais de fièvre typhoïde ou de maladie pouvant la simuler.

Le malade raconte, qu'il y a six jours (le 24 juin), étant très altéré, il boit de l'eau froide. Le lendemain il se rend à son atelier, mais il se sent mal à l'aise, éprouve quelques frissons et regagne son domicile. Il déjeune néanmoins, et rend ses aliments. Il ressent quelques douleurs aux reins, ses membres sont fatigués, il tousse et se plaint d'un léger point de côté à droite. Le même jour, il saigne très légèrement du nez. Le 27 juin, il consulte un médecin qui lui ordonne une purgation et la diète. Le 1er juillet, ses forces ne reviennent pas, l'inaptitude au travail persiste, et il se décide à venir à l'hôpital en voiture, car dit-il, il ne se sentait pas la force de marcher.

Le malade habite dans un quartier ou ne règne aucune épidémie, et dans sa maison et son atelier il déclare qu'il ne connaît personne de malade en ce moment. Il n'a modifié en rien ces derniers temps les conditions de son existence; il n'a pas fait d'excès ni ne s'est pas surmené.

Examen du malade. — Le 1er juillet. — Tempérament lymphatique, constitution grêle.

Aspect général. — Le malade répond très bien à nos questions. La face est un peu pâle, mais expressive, les yeux sont vifs.

La peau ne présente aucune éruption. Les forces ont un peu diminué; la température est de 37°,4.

Cœur. — Normal.

Poumon. — Le malade tousse légèrement; quelques râles de congestion à droite.

Tube digestif. — La langue est humide, blanche; le malade accuse de l'inappétence, mais pas de nausées. On ne constate pas de gargouillements dans la fosse iliaque droite; la fréquence des selles est normale.

Rate. — Elle n'est pas augmentée de volume.

Urine. — Quantité et couleur normales, pas d'albumine.

Système nerveux. — Le malade n'accuse pas de céphalalgie ni de bourdonnements d'oreilles, mais il se plaint de dormir assez mal.

Température du 1er juillet au soir, 37°,6.

2 juillet. — Le malade est dans le même état, la température du matin est de 37°,2.

Nous découvrons sur l'abdomen une tache rosée lenticulaire (septième jour de la maladie), température du soir 37°.

3 juillet. — Même état; température du matin 37°,4, du soir 38°,0.

Nous procédons à l'épreuve du séro diagnostic. Il est positif à 1/100° ; les amas sont longs à se former à cette dilution.

Les jours suivants, le malade ne présente rien de particulier à noter, il reste dans le même état ; la température oscille autour de 37° avec ascension vespérale de quelques 1/10° de degrés sans toutefois atteindre 38°. Les signes de congestion pulmonaire ont disparu.

A partir du 10 juillet (quinzième jour de la maladie), le malade se sent mieux, ses forces reviennent, la température ne présente aucune élévation ; le 20 au soir, la température est à 37°,8; nous imputons cette hyperthermie à un écart de régime consécutif à une visite.

19 juillet (vingt-quatrième jour de la maladie), le malade quitte l'hôpital. Il a besoin de quelques jours de repos à son domicile, avant de reprendre son travail.

En résumé, cette dothiénentérie a évolué sans fièvre, sans symptômes généraux et c'est grâce à la séro-réaction que nous avons pu poser un diagnostic certain.

OBSERVATION III

Empruntée à la communication faite à la Société nationale de médecine de Lyon, dans la séance du 8 février 1897, par M. Lannois (In Lyon médical du 28 février 1897).

Une femme de 74 ans, entre dans mon service avec des symptômes peu marqués; hyperthermie légère et une à deux taches douteuses. Mais comme elle sortait d'un milieu infecté, la séro-réaction fut interrogée; le résultat positif permit d'affirmer le diagnostic, malgré l'absence des signes cliniques probants. Cette malade mourut, moins de sa maladie que de l'impossibilité de faire sa convalescence, vu son âge et le peu de ressort de son organisme. L'autopsie montra une vaste plaque de Peyer ulcérée et en voie de cicatrisation.

OBSERVATION IV

Empruntée à la communication faite à la Société nationale de médecine de Lyon dans la séance du 1er février 1897 par M. Lépine. (In Lyon Médical du 14 février 1897).

Homme de 74 ans, entré à la clinique le 6 janvier, disant qu'il avait perdu l'appétit depuis le 18 décembre. Il gardait le lit depuis le 28 du même mois, et se plaignait d'une constipation absolue depuis huit jours. Pas de céphalalgie, pas d'épistaxis, langue sèche, un peu rouge, ventre légèrement ballonné. Le tégument de l'abdomen et du thorax était le siège d'une éruption confluente de papules rosées. Râles de bronchite dans les poumons. Rien d'important du côté des autres organes. Pendant les premières vingt-quatre heures, la température oscille entre 38°4 et 38°8. Evidemment, la marche de la maladie paraissait être celle d'une fièvre typhoïde qui aurait atteint le dixième jour ; mais à 74 ans la fièvre typhoïde est rare. Il semblait bien exister comme signe *positif* des taches rosées ; mais vu leur apparence surélevée, très nettement populeuse, et leur abondance insolite, on pouvait à la rigueur songer à une éruption anormale, pathogénétique ou autre. La réaction de Widal a levé tous les doutes qui auraient pu se manifester : elle était nettement positive. J'ajoute que la maladie a été très bénigne, et que les jours qui ont suivi le 10 janvier, la température n'a jamais dépassé 38°. C'est un cas favorable à l'opinion de ceux qui pensent que l'abondance et la confluence des taches se voient surtout dans les cas bénins.

OBSERVATION V

(*Ibidem*).

Homme de 46 ans, cocher, qui prit froid le 25 décembre dernier. Après une courte interruption de travail, il reprend son métier, mais le 1er janvier, il dut s'aliter. Forcé par la nécessité, il se remit au travail du 5 au 15, puis s'alita de nouveau le 18 et fit appeler un médecin, qui le 20, constata une température de 40° c. Il éprouvait en même temps, une céphalalgie violente. Puis son état s'améliora, et il entra à la clinique le 21 janvier.

Le soir, on lui trouva 38°7. Le lendemain 25 au matin, il n'avait plus que 37°8, le soir 38°2 et le 26 au matin 37°6. Depuis, il a été apyrétique. A son entrée, alors qu'il était au déclin de sa fièvre, il présentait quelques taches rosées sur l'abdomen, peu caractéristiques, et une rate très nettement augmentée de volume.

A ce moment et les jours suivants, pas de symptômes abdominaux appréciables; ni diarrhée, ni constipation, ni ballonnement du ventre, ni douleurs, ni gargouillements dans la fosse iliaque. De plus, le malade n'avait pas perdu complètement l'appétit et n'avait pas eu d'épistaxis. Ajoutons, pour être complet, qu'il existait quelques râles sous-crépitants aux deux bases.

Telle est l'observation de cet intéressant malade, forcément incomplète, puisque nous ne l'avons observé qu'à une période tardive de maladie.

En l'absence de la réaction de Widal, il eût été assurément difficile de se prononcer; mais celle-ci a été très nettement positive, de telle sorte que le diagnostic de fièvre typhoïde me paraît devoir s'imposer.

Assurément, on peut discuter la question de savoir si les taches rosées constatées le 24 janvier, alors que la fièvre était presque tombée, appartiennent ou non à une récidive. Dans ce cas, celle-ci aurait été précoce et courte. Autrement on pourrait supposer qu'à la fin de décembre, le malade aurait eu une autre affection que la fièvre typhoïde : la grippe par exemple.

Cette question peut rester en suspens. Mais qu'il y ait ou non récidive, il paraît certain, que cet homme a été atteint de fièvre typhoïde, caractérisée par la fièvre, des taches rosées, la réaction de Widal et quelques symptômes thoraciques.

OBSERVATION VI

*Empruntée à la communication faite à la Société médicale
des hôpitaux, le 16 octobre, par M. Calrin. Presse médicale, 17 octobre 1896).*

Le nommé C..., vingt-trois ans, entre le 28 juillet 1896 à
l'hôpital pour embarras gastrique fébrile : la température varie
pendant quatre jours entre 38° et 39°,9 (atteint une seule fois
le 29), puis descend rapidement et est normale à partir du
1er août. Le séro-diagnostic est négatif et l'on transporte C...
de à salle spéciale des typhoïdiques dans la salle commune
voisine, où il reste apyrétique jusqu'au 12 août; à cette époque,
C... se plaint de céphalées de vertige; la température s'élève,
puis se déroulent tous les symptômes de la fièvre typhoïde
légère; courbature générale, céphalée, épistaxis, taches rosées,
douleur iliaque droite, etc. Au sixième jour, le séro-diagnostic
donne un résultat positif; je ne l'avais pas fait plus tôt, croyant
à une indisposition analogue à la première.

OBSERVATION VII

(Ibidem).

R..., infirmier, se sent mal à l'aise le 1er septembre, il est
fatigué, dort mal, a mal à la tête, de l'anorexie et de la constipation. Il est purgé, puis, le 4, est envoyé à l'hôpital, où, dès

le lendemain je constate la réaction agglutinante et la clarifi-
cation des cultures d'Eberth. La maladie se déroule avec bénignité, et le 8 seulement se montrent les taches rosées, mais
l'affection est légère ; les bains ne sont donnés que cinq fois,
car 5 fois seulement, la température, prise toutes les trois
heures, atteint ou dépasse 39°. Un symptôme persistant et douloureux avait prédominé pendant la maladie : une lombalgie
très intense pour laquelle, à diverses reprises, j'avais fait appliquer des ventouses sèches et scarifiées *loco dolenti*.

En trois septénaires, la fièvre typhoïde est terminée, mais
la lombalgie persiste plus longtemps et le 25 septembre, soit
vingt jours après l'entrée, R... a une hématurie, il pisse environ
deux cuillers de sang, ce dont il est averti par une cuisson
intense du canal. Ce malade avait donc eu, malgré les allures
favorables de sa maladie, une atteinte sérieuse du côté des
reins, phénomène assez rare, dont j'ai signalé un bel exemple
dans ma thèse, et qui ne doit pas laisser sans inquiétude pour
l'avenir du patient.

OBSERVATION VIII

(*Ibidem*).

C..., entre au neuvième jour d'une dothiénentérie n'ayant été
à la visite que la veille de son entrée : la température ne dépassa
39° que trois fois et oscilla pendant vingt-deux jours entre 37°,8
et 38°,7 ; les taches rosées ne survinrent qu'au douzième jour ;
jamais il n'y eut de diarrhée, de perte d'appétit et pourtant,
dès le deuxième jour de l'arrivée à l'hôpital, le séro-diagnostic
donnait une réponse affirmative que confirmaient l'éruption, la
convalescence pénible, etc.

OBSERVATION IX

Tirée de la thèse de M. Couture.

B. P..., âgé de 6 ans, est pris dans une maison, voisine de la petite C. D..., de signes peu caractérisés. Fièvre modérée, langue saburrale, un peu de diarrhée. La rate n'est pas grosse, l'enfant n'a pas saigné du nez et n'a pas de céphalée. Le séro-diagnostic fait de la même façon que précédemment donne un résultat positif, mais beaucoup moins net que dans l'observation I. Les amas sont petits, lents à se produire et au bout d'une heure, nous trouvons encore dans le champ du microscope quelques bacilles mobiles et nullement déformés. La réaction est toutefois assez marquée pour que nous puissions affirmer une affection éberthienne. L'enfant a traîné pendant quelque temps. Il eut de la fièvre pendant une quinzaine de jours seulement; mais sa convalescence fut longue. En aucun moment, il ne présenta de taches rosées lenticulaires.

OBSERVATION X

(Inédite)

R. F..., âgé de 6 ans, entre à l'hôpital des Enfants-Assistés pour se faire soigner d'une maladie d'yeux. Il suit son traitement, lorsque le 24 juin, on note chez le petit malade une légère élévation de température, qui se continue les jours suivants avec une augmentation progressive :

24 juin	matin 37° 4	soir 37°
25 juin	matin 36° 8	soir 37° 4
26 juin	matin 37° 1	soir 36° 6
27 juin	matin 37° 2	soir 37° 9
28 juin	matin 37° 6	soir 38° 2
29 juin	matin 38°	soir 39° 4
30 juin	matin 38° 2	soir 40

Cette courbe, régulièrement ascendante, rappelle celle d'une fièvre typhoïde à la période d'ascension ; il est transporté dans e service de M. le professeur Hutinel le 1ᵉʳ juillet, où le diagnostic de fièvre typhoïde est posé.

L'enfant n'est pas abattu, il répond très bien aux questions qui lui sont faites.

La langue est sèche, mais non rôtie. La rate est augmentée de volume dans une assez notable proportion. On ne découvre aucune tache rosée lenticulaire, le ventre est ballonné, mais non douloureux, il y a de la constipation.

La température du 1ᵉʳ juillet au matin est de 38° 8.

Le jour même, on procède à l'épreuve du séro-diagnostic qui est positif à $\frac{1}{150}$. La température du soir est à 39° 9.

2 juillet. — L'état général du malade est le même, la température est à 38° 8 le matin, à 39° 9 le soir.

3 et 4 juillet. — Même état et température semblable.

5 juillet. — La température du matin est de 38°.

L'enfant est repris par ses parents.

C'est en somme, une fièvre à symptômes légers, et la séro-réaction s'est montrée d'une utilité indiscutable pour affirmer le diagnostic.

OBSERVATION XI

(*Personnelle*)

Du... Ch... âgé de 4 ans et demi, entre à l'hôpital des Enfants-Malades le 6 septembre 1897, dans le service de M. le professeur Grancher. Rien à noter dans les antécédents héréditaires et personnels. On nous raconte que, depuis plusieurs jours, l'enfant est mal en train, ne manifeste plus de goût pour le jeu, mange peu et dort mal.

Depuis cinq jours, il a de la fièvre plus accentuée le soir, et qui va chaque jour en augmentant. Il ne règne à la connaissance des parents aucune maladie épidémique dans le quartier.

Examen du malade. — Enfant peu développé pour son âge et lymphatique. Il répond à nos questions, le facies n'est pas altéré. Aucune éruption sur la peau.

Le poumon est indemne. La langue est recouverte d'un léger enduit blanchâtre. L'abdomen est souple, pas de gargouillements dans la fosse iliaque. La rate n'est pas hypertrophiée. Il n'y a pas de diarrhée, mais plutôt une légère constipation. On administre 0,50 de quinine au malade, il la vomit en partie. La température du 5 septembre au soir est de 39°4. Le 7 et le 8 septembre l'état général reste bon. La température oscille entre 38° le matin et 39° le soir. Nous sommes à la fin du 1er septénaire de la maladie. Nous ne découvrons pas de tâches rosées lenticulaires. Le 9 au matin, légère défervescence, la température tombe à 37°4, le soir elle monte à 38°4. Les urines sont rares. (100 grammes).

10 septembre la température ne dépasse pas 39°.

Le 11 au soir la courbe atteint son maximum d'élévation à 39°9.

Le 12 chute de la température. Le matin, elle est à 38°2 et le soir à 36°4. Il y a 250 grammes d'urines. Les jours suivants la température ne dépasse 38° que 2 fois.

Enfin le 18 septembre, 17° jour de la maladie la courbe atteint 37° et s'y maintient. Les urines remontent à 500 gr.

Pendant le 2° septénaire, l'état général de l'enfant a toujours été bon, il n'a pas eu de délire. La diarrhée était absente, les selles un peu rares étaient jaunes et fermes.

Aujourd'hui, 22 septembre, il est en pleine convalescence et reprend ses jeux.

A notre grand regret l'épreuve du séro-diagnostic n'est pas venue confirmer la dothiénenterie. C'est cependant un des cas où la séro-réaction était indiquée, la température seule étant caractéristique.

CONCLUSIONS

I. — Le séro-diagnostic de Widal, a fait faire un progrès considérable dans la connaissance des fièvres typhoïdes légères.

II. — Leurs principaux caractères cliniques sont : le peu d'élévation de la température, le maintien d'un état général satisfaisant, l'absence des symptômes nerveux, l'atténuation des troubles digestifs. Elles affectent parfois les types dits de typhus ambulatorius, de fièvre typhoïde abortive, de dothiénentérie apyrétique, et simulent l'embarras gastrique fébrile.

III. — Leur diagnostic est la plupart du temps fort délicat. La séro-réaction permet de les distinguer des affections avec lesquelles elles offrent tant de ressemblances, telles que la grippe, la tuberculose aiguë, la fièvre paludéenne, mais c'est surtout dans les états gastriques que son intervention est précieuse ; elle permet de déceler si le bacille d'Eberth est en cause ou non.

IV. — Leur pronostic est bénin, sauf les réserves à faire

au sujet de la perforation intestinale. On ne peut rien déduire pour la gravité de la fièvre typhoïde de l'intensité de la réaction agglutinante.

BIBLIOGRAPHIE

Achard. — Sur le séro-diagnostic de la fièvre typhoïde. Bulletin et Mémoire de la Société médicale des hôpitaux, 1896 3, § XIII, 649, 657.

Bondet. — Sur le séro-diagnostic de la fièvre typhoïde. Lyon médical, 14 février 1897.

Brothier. — De la forme apyrétique de la dothiénentérie. Thèse de Paris, 1882.

Brouardel et Thoinot. — La fièvre typhoïde. Paris, 1895, p. 211

Catrin. — Séro-diagnostic et séro-pronostic de la fièvre typhoïde. Société médicale des hôpitaux, 16 octobre 1895.

Charcot, Bouchard et Brissot. — Traité de médecine, article Fièvre typhoïde, par Chantemesse, tome I, p. 687.

Cordon. — Étude sur le diagnostic des fièvres typhoïdes anormales et des fièvres continues simples. Thèse de Paris, 1880.

Courmont Paul. — Séro-pronostic de la fièvre typhoïde. Thèse de Lyon, 1897.

Courtet. — Embarras gastrique fébrile. Thèse de Paris, 1890.

Couture. — La fièvre typhoïde chez l'enfant et son séro-diagnostic. Thèse de Paris, 1897.

Dieulafoy. — Sur le séro-diagnostic de la fièvre typhoïde. Bulletin de l'Académie de médecine, 7 juillet 1896.

Dieulafoy. — Manuel de pathologie interne, article Fièvre typhoïde, tome IV, p. 99.

DUMAS. — Séro diagnostic de Widal dans la fièvre typhoïde, Thèse de Paris, 1896.

FORSTER — Quantitative Untersuchungen über die agglutininende und baktericide Wirkung des Blutserums von Typhuskranken und — Reconvalescenter. Zeitschrift für Hygiene, p. 500, juin 1897.

GASSER. — 200 cas de séro-diagnostic. Bulletin et Mémoire de la Société médicale des hôpitaux, 1er juillet 1897.

GRANCHER, COMBY ET MARFAN. — Traité des maladies de l'enfance article Fièvre typhoïde, par Marfan, tome I, p. 317.

JACCOUD. — Sur un cas de Fièvre typhoïde ambulatoire. Leçons de clinique médicale, 1883-1884, p. 534. Paris, 1885.

LANNOIS. — Lyon médical, 21 février 1897.

LAVERAN. — De la fièvre typhoïde abortive ou fébricule typhoïde. Archives générales de médecine, avril 1870, p. 424.

LETULLE. — Pyrexies abortives. Thèse d'agrégation, Paris, 1886.

LÉPINE. — Lyon médical, 14 février 1897.

MORILLO. — La séro-réaction et le séro-diagnostic. Thèse de Paris, 1896.

ORTIZ — De la fièvre typhoïde apyrétique. Thèse de Paris, 1894.

POTAIN. — Fièvre typhoïde sans fièvre. Tribune médicale, 6 août 1891, p. 490.

POTAIN. — Température dans la fièvre typhoïde. Union médicale, 10 septembre 1891, p. 361.

RAYMOND. — Typhus ambulatorius. France médicale, octobre 1881, p. 577.

SEVESTRE. — Fièvre typhoïde à marche insidieuse. Bulletin de la Société anatomique, décembre 1871, p. 360.

SURMAY. — Typhus ambulatorius. Archives générales de médecine, septembre 1878, p. 285.

THELLIEZ. — Etude et observation sur le séro-diagnostic de la fièvre typhoïde. Thèse de Paris, 1896.

THOINOT ET CAVASSE. — Séro-diagnostic de la fièvre typhoïde. Société médicale des hôpitaux, 11 décembre 1896.

VILLÉS ET BATTLE. — Séro-diagnostic de la fièvre typhoïde. Presse médicale, 14 octobre 1896.

WIDAL. — Séro-diagnostic de la fièvre typhoïde. Presse médicale, 26 juin 1896.

WIDAL. — Communications faites au Congrès de Nancy, le 6 août 1896. Presse médicale, 30 septembre 1896.

WIDAL. — Séro-diagnostic et séro-pronostic de la fièvre typhoïde. Société médicale des hôpitaux, 16 octobre 1896.

WIDAL. — Bulletin de la Société médicale des hôpitaux, 8 avril 1897; 1er juillet 1897.

WIDAL. — Communications faites au Congrès de médecine de Moscou. Bulletin médical, 12 septembre 1897.

WIDAL ET SICARD. — Étude sur le séro-diagnostic et sur la réaction agglutinante chez les typhiques. Annales de l'Institut Pasteur, mai 1897.

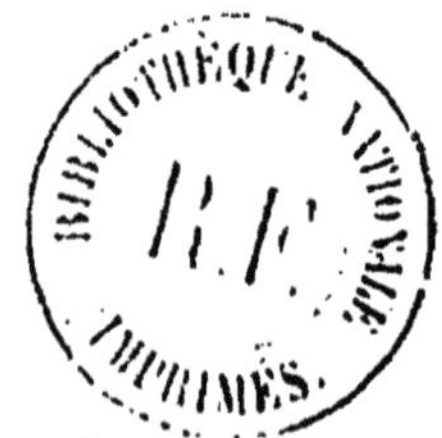

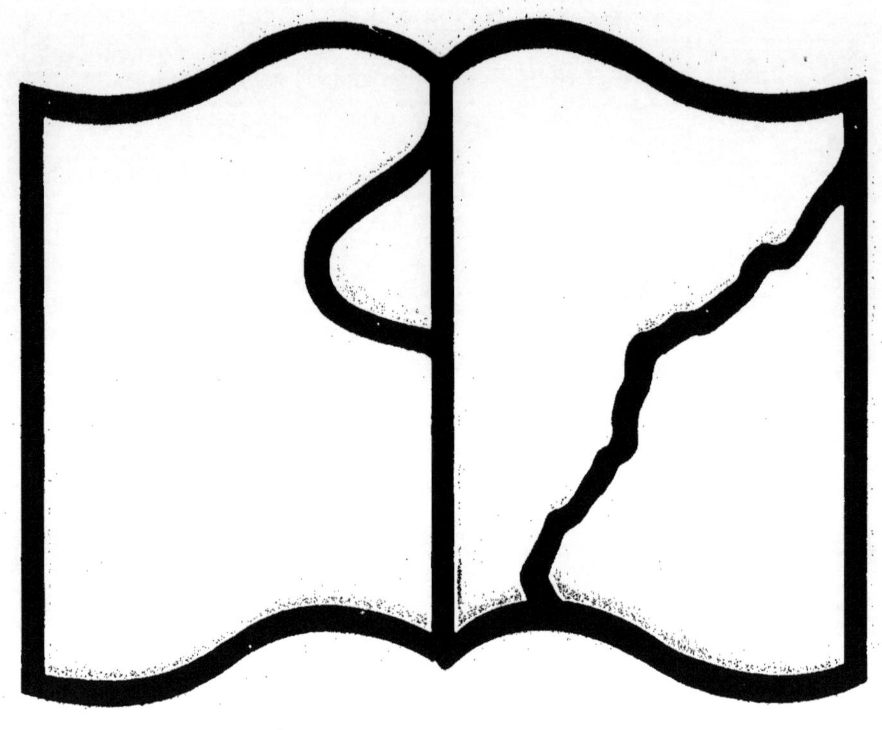

Texte détérioré — reliure défectueuse

NF Z 43-120-11